AF712299

NOTES

DE

CHIRURGIE

PRATIQUE

PAR LE

DOCTEUR E. TACHARD

MÉDECIN MAJOR DE 1re CLASSE

MÉDECIN EN CHEF DE L'HOTEL DES INVALIDES

PARIS

IMPRIMERIE CHARLES UNSINGER

83, RUE DU BAC, 83

1889

74

NOTES

DE

CHIRURGIE PRATIQUE

Td 74
146

NOTES

DE

CHIRURGIE PRATIQUE

BIBLIOTHÈQUE NATIONALE
R.F.
IMPRIMÉS

PAR LE

DOCTEUR E. TACHARD

MÉDECIN MAJOR DE 1re CLASSE

MÉDECIN EN CHEF DE L'HOTEL DES INVALIDES

DÉPÔT LÉGAL
Seine
N° 672
1889

PARIS

IMPRIMERIE CHARLES UNSINGER

83, RUE DU BAC, 83

1889

NOTES

DE

CHIRURGIE PRATIQUE

CHIRURGIE ABDOMINALE

GÉNÉRALITÉS

Dans les Notes que nous avons antérieurement publiées, nous avons essayé de montrer les progrès dont la chirurgie contemporaine est redevable à la méthode antiseptique; mais, jusqu'ici, nous n'avons guère quitté les chemins battus. Il est temps d'aborder ce que l'on peut regarder comme constituant les « nouveautés » chirurgicales.

De nombreuses affections de l'abdomen, classées jadis dans le cadre de la pathologie médicale, ont échappé à à la compétence exclusive du médecin et sont devenues de plein droit justiciables du chirurgien.

Aujourd'hui, en effet, il y a des faits acquis, incontestables, qui démontrent que certaines maladies, réputées jusqu'ici médicales, ont trouvé dans la chirurgie une thérapeutique qui souvent en assure une prompte guérison.

Les diverses questions que nous aurons à étudier sont de la plus haute importance pour tous les praticiens, et la Société médicale de Toulouse, en proposant pour sujet de prix d'« apprécier l'intervention de la chirurgie contemporaine dans le traitement des affections médicales de la poitrine et de l'abdomen », témoigne de l'intérêt qui s'attache a cette sorte d'étude.

La chirurgie abdominale nous occupera tout d'abord; c'est elle qui semble avoir fait, en ces dernières années, les plus grands progrès.

Le diagnostic des affections chirurgicales de l'abdomen est, dans certains cas, si difficile, que ce qu'il y a de mieux à faire est d'ouvrir le ventre afin d'éviter toute erreur.

Une proposition semblable peut paraître une véritable monstruosité; et ceux de nos confrères qui n'ont pu oublier les vieilles leçons de nos anciens maîtres, qui n'ont pas vu manœuver, sur ce nouveau champ d'expérience, des mains habiles et délicates, persistent dans une abstention systématique; ils laissent mourir de leur bonne mort des malades qu'une laparotomie aurait pu sauver.

Bien faite, cependant, la laparatomie n'est pas une opération très grave; et elle est souvent le seul mode d'intervention que nous ayons.

Quoique l'ouverture méthodique du ventre n'ait pas acquis les titres que donne l'ancienneté elle a, néanmoins, assez bien fait ses preuves pour occuper, dans la thérapeutique chirurgicale, une place de choix qu'elle conservera désormais.

Dans certains traumatismes, elle est une opération d'urgence, et, à ce titre, tout chirurgien doit être capable de la pratiquer séance tenante.

La temporisation est souvent dangereuse, et ne cache à des yeux exercés que l'insuffisance du chirurgien traitant.

Pour voir le succès couronner ce mode d'intervention, il importe de ne jamais perdre de vue les propriétés du péritoine, sa sensibilité spéciale produisant des actes réflexes violents que Gubler a désignés sous le nom de *péritonisme;* ne pas oublier que cette séreuse représente une vaste surface d'absorption, et que toutes les lésions viscérales se compliquent de péritonite.

Dans toute intervention chirurgicale, il faudra donc éviter d'irriter inutilement cette membrane, de l'exposer au refroidissement ou au contact de germes morbides qui trouveraient là un terrain de culture intensive. On devra surtout ne pas perdre de vue l'ancien précepte, qui, bien que tombé en désuétude, grâce à l'anesthésie, recommandait d'intervenir le plus rapidement possible, sans hâte, mais aussi sans lenteur.

Dans les observations où l'intervention a été de longue durée, il n'est pas rare de voir survenir la mort sans autre raison probable que la durée même de l'opération qui a déterminé un refroidissement général de l'opéré.

C'est ce que nous avons vu plusieurs fois dans les blessures graves et étendues des parois de l'abdomen, sans lésion vasculaire notable, là où toute la blessure consistait en quelque sorte dans une vaste hernie intestinale. Le facies de ces blessés était caractéristique ; il était livide comme s'il s'était produit une hémorragie abondante, la langue et le nez étaient froids, tout exprimait l'abaissement anormal de la température.

Dans toute intervention chirurgicale sur l'abdomen, le chirurgien doit réchauffer son blessé et lui éviter toute cause de refroidissement. On n'opérera donc jamais en plein air, ou dans une chambre froide, et l'on ne découvrira strictement que le champ opératoire.

Cette notion générale ne devra jamais être perdue de vue. Nous aurons l'occasion d'indiquer, chemin faisant, par quel artifice on arrive, dans tel ou tel cas, à éviter le refroidissement des viscères abdominaux.

Une autre notion importante de physiologie pathologique, commune du reste à toutes les séreuses, et qui doit être toujours présente à l'esprit du chirurgien, est la rapidité avec laquelle la moindre irritation du péritoine détermine la formation d'exsudats inflammatoires.

On connaît et l'on utilise depuis longtemps cette propriété plastique du péritoine, mais ce n'est que depuis l'emploi de la méthode antiseptique que l'on peut diriger à son gré l'organisation conjonctive de cet exsudat. Avant l'antisepsie, l'exsudat recouvrant une anse étranglée d'intestin était réduit dans l'abdomen et provoquait ces péritonites septiques qui faisaient de la kélotomie une opération si meurtrière. Aujourd'hui, tout chirurgien doit savoir se mettre à l'abri des inoculations septiques, afin que la péritonite légère qui suivra la laparotomie ne devienne jamais suppurative. Avec une toilette soignée du péritoine, la sérosité ou le sang qui s'épanchent toujours dans la séreuse après la suture des parois, se trouvant dans un milieu aseptique, n'apportent aucune entrave à la réunion profonde et superficielle et se résorbent en peu temps.

L'ouverture de l'abdomen n'est rendue grave que par les fautes de l'opérateur; faite sans violence, sans refroidissement du sujet, avec douceur et rapidité, d'une manière rigoureusement aseptique, elle est suivie, en quelques jours, d'une cicatrisation complète et immédiate par première intention de toutes les parties divisées.

Si nous lisons dans une observation que quelques points de suture ont donné du pus, il est certain que des fautes ont été commises : ou les fils de suture n'étaient pas aseptiques, ou les parois mises en contact n'avaient pas été stérilisées convenablement. L'opérateur est coupable d'une négligence, soit qu'il ait mal surveillé ses aides, ou mal fait son pansement; le malade n'y est pour rien, ce n'est pas lui qu'il faut accuser, mais nous seuls qui avons semé les germes de suppuration. Si la mort survient, sans que la cause vulnérante puisse être invoquée, c'est que nous avons laissé pénétrer dans l'abdomen des germes putrides qui ont provoqué une péritonite septique, dont les produits ont été résorbés avec rapidité par les nombreux réseaux d'absorption recouvrant la séreuse.

Les minutieuses pratiques de la bactériologie peuvent, mieux que tout autre apprentissage, enseigner au chirurgien les soins de propreté méticuleuse qu'il importe de prendre pour éviter la contamination des milieux opératoires.

Dans la chirurgie abdominale tout est subordonné à la réaction du péritoine qui englobe la totalité des viscères et des parois. Le péritoine a été jusqu'à la période contemporaine une barrière infranchissable au bistouri du chirurgien, mais cette barrière n'existe plus à la condition de la franchir sous la protection de l'asepsie la plus scrupuleuse.

L'ovariotomie a été la grande initiatrice à cette chirurgie abdominale. Au début, nos premiers maîtres, Kœberlé, E. Bœckel se cachaient, en quelque sorte, pour opérer leurs malades, afin de leur éviter les chances d'infection; mais peu à peu on est arrivé à connaître les lois intimes qui régissent la marche des inflammations du péritoine, en sorte qu'aujourd'hui c'est au grand jour et en tout lieu qu'on pratique ces belles opérations abdominales dont les succès inouïs ne se comptent plus.

La laparotomie, qui est en somme une conquête toute récente, s'impose aujourd'hui à tout chirurgien soucieux de ses malades et de sa bonne réputation.

LAPAROTOMIE

Cette opération consiste à ouvrir l'abdomen par une incision faite le plus souvent sur la ligne blanche et traversant toute l'épaisseur des parois.

On la pratique soit pour faire un diagnostic, elle est dite alors *exploratrice;* soit pour arriver sur une lésion intestinale ou sur une tumeur à extraire, elle est dite alors *préalable.* Elle peut, dans quelques cas, être une opération d'urgence que le chirurgien doit alors pratiquer sans délai.

Chacun des temps de cette opération est parfaitement réglé et nous prendrons pour type, dans notre description, la laparotomie exploratrice.

PRÉCAUTIONS GÉNÉRALES. — Le local où l'on opérera sera chauffé avec soin ; il ne faudra pas exiger moins de 25° centigrades. L'opéré sera soigneusement couvert d'un chaud gilet de laine, tandis que ses membres inférieurs seront roulés dans de la ouate maintenue par des bandes de flanelle. L'anesthésie se fera sur la table d'opération.

L'appareil instrumental, qui est très simple, sera préalablement soumis à l'action de l'eau bouillante pendant dix minutes; après l'avoir stérilisé on le placera dans une solution phéniquée.

Les instruments indispensables sont : un rasoir, deux bistouris, dont un convexe, deux ciseaux, l'un droit, l'autre courbe, une sonde cannelée, quelques crochets rétracteurs à longs manches pour éloigner les mains des aides et laisser libre le champ opératoire; des pinces à forcipressure, dont quelques-unes assez longues pour servir à monter des éponges plates; une pince à dissection, une pince à fourche pour les sutures, une aiguille de Reverdin, et enfin, des fils de catgut, de la soie et des crins de Florence.

Pour le pansement : il suffit de quelques lambeaux de gaze iododoformée, de ouate de tourbe ou d'étoupe hydrophile maintenue par un bandage de corps en flanelle.

Trois aides sont nécessaires; un pour la chloroformisation, un pour maintenir les parois écartées et éponger les parties saignantes, le troisième, enfin, pour passer les instruments ou les éponges essorées.

Soins de propreté du chirurgien et des aides : ils prendront toutes les précautions antiseptiques; débarrassés de leurs vêtements ordinaires, ils seront vêtus d'un sarrau de toile récemment lessivé, ils auront les bras nus et les mains propres. Tout le monde sait aujourd'hui ce qu'il faut entendre par là. Les ongles surtout seront l'objet, pendant cinq minutes au moins, de lavages spéciaux faits non seulement au savon et à l'eau phéniquée, mais aussi avec l'alcool à 80°, comme cela a été recommandé récemment par MM. J. Roux et H. Reynès. La brosse dont on se sert doit être aseptique, ce qui s'obtient en la laissant séjourner quelques heures avant l'opération dans une solution de sublimé au millième.

Soins de propreté à donner au blessé. — Raser le pubis; pendant l'anesthésie, laver et brosser à l'eau de panama, puis au savon, les parois abdominales, les rincer avec une compresse trempée dans une solution antiseptique; enfin, pour enlever la graisse qui peut rester encore, arroser avec quelques gouttes d'éther la partie sur laquelle portera la section.

Lavage péritonéal. — Il faut le prévoir et préparer à l'avance ce qui sera nécessaire pour le pratiquer.

La faculté d'absorption du péritoine exposant aux effets toxiques des antiseptiques, il est prudent de ne pas y avoir recours dans les opérations sur le ventre; mais, dans certains cas, la laparotomie devant être suivie nécessairement d'un lavage pour enlever les matières épanchées, à quel agent devrons-nous nous adresser pour faire la toilette péritonéale?

M. Terrillon se sert avec succès d'eau qui a été portée à 100°; mais chacun sait que les spores résistent à cette température, et que, par suite, cette eau bouillie n'est pas réellement aseptique.

Nous pouvons laisser de côté les récentes recherches faites par M. Tripier, à Lyon. (Voir *Progrès médical*, n° 28, 1888), sur l'insuffisance du filtre Chamberland, qui, d'après lui, ne s'opposerait pas au passage de tous les microbes.

Il n'y a pas lieu de se laisser décourager par ces expériences, car on ne trouve pas partout de filtre Chamberland, et tout en regrettant de n'avoir pas toujours à sa disposition de l'eau pure passée par l'autoclave et ne troublant aucun bouillon, on peut se contenter sans crainte d'eau distillée bouillie et la répandre à flots dans la cavité abdominale, sans redouter qu'elle y transporte des germes pathogènes.

Dans la pratique courante, le lavage abdominal, s'il est nécessaire, peut se faire à l'eau distillée bouillie, portée à la température de 36 à 40° et versée dans le péritoine avec une canule de verre terminée en pomme d'arrosoir et placée à l'extrémité d'une sorte de siphon. Chaque chirurgien peut, à son gré, perfectionner cette partie de son arsenal chirurgical.

1er TEMPS. *Incision superficielle* de la ligne blanche. — Tracer un trait au crayon dermographique sur la ligne blanche, afin de ne pas faire dévier le bistouri dans la première incision comprenant la peau et le tissu cellulaire et mesurant de 6 à 8 centimètres.

Faire l'hémostase de tous les vaisseaux qui saignent.

2e TEMPS. *Incision profonde de la ligne blanche.* — Diviser les tissus fibreux de haut en bas, avec précaution, de façon à reconnaître immédiatement le tissu cellulo-graisseux qui recouvre le péritoine. S'il y a lieu, réséquer une partie de ce feuillet graisseux pour mettre à nu le péritoine ; assurer l'hémostase avec soin.

3e Temps. *Incision du péritoine.* — Le péritoine mis à nu est saisi avec une pince à dents de souris sur le milieu de l'incision; en dédolant, inciser la séreuse soulevée sur une longueur d'un centimètre, et appliquer deux pinces hémostatiques, l'une à gauche, l'autre à droite, sur les lèvres de la plaie péritonéale. Prenant un bistouri boutonné, le chirurgien introduit l'index gauche dans l'abdomen et s'en sert comme d'un conducteur pour terminer en haut et en bas l'incision du péritoine.

A ce moment, l'abdomen est ouvert; si l'opération n'a d'autre but que l'examen des viscères malades, on en pratique l'exploration à l'aide du toucher et de la vue, et le diagnostic, jusque-là incertain, peut se poser avec certitude; si la laparotomie est faite pour pratiquer une opération résolue d'avance, elle est achevée suivant les règles que nous formulerons plus tard à propos de chaque cas particulier. L'opération terminée, faire l'hémostasie la plus soignée; tout suintement sanguin constituant un danger prochain.

4e Temps. *Toilette et suture de l'abdomen.* — A l'aide d'éponges fines bien essorées et montées sur des pinces, s'assurer qu'il n'y a ni sang ni sérosité épanchés dans le petit bassin; remettre en place l'épiploon, recouvrir la surface intestinale avec une éponge plate de la dimension de la paume de la main et appliquer les sutures.

Tous les chirurgiens ne pratiquent pas la suture de la paroi de la même manière; MM. Terrillon et Routier se bornent à un seul plan fait au crin de Florence et comprenant toute l'épaisseur de la paroi abdominale, afin de réduire au minimun la quantité de corps étrangers laissés dans la plaie; cependant, nous préférons et nous recommandons la suture étagée de M. L. Championnière, à la condition d'avoir des matériaux absolument aseptiques.

Suivant cette dernière méthode, des fils de catgut fins viennent adosser intimement les surfaces séreuses du péritoine prises isolément. Mis en place, chacun des bouts du fil est pris dans les mors d'une pince à pression qui est abandonnée de chaque côté du ventre.

Le deuxième plan de suture, qui est un plan de soutien, se fait avant de nouer le catgut; on pose de centimètre en centimètre un crin de Florence traversant perpendiculairement l'épaisseur de chacune des parois abdominales à 15 millimètres environ en dehors du bord de l'incision. Tous les crins étant placés, nouer les sutures du péritoine, sans oublier de retirer l'éponge plate qui doit toujours être montée sur une pince.

Chaque catgut noué solidement, ses deux bouts sont coupés contre la plaie. Le troisième étage, le plus superficiel, est appliqué sur le bord même de la plaie, de façon à obtenir l'affrontement exact des bords cutanés.

Lorsque tous les fils sont en place, ne pas oublier de laver à l'eau phéniquée *forte* les lèvres de la plaie avant de nouer alternativement chacune des sutures superficielles et profondes; les deux fils extrêmes du plan profond seront appliqués un peu au delà des limites mêmes de l'incision afin de mieux servir de soutien à la future cicatrice.

En terminant, niveler les bords de la plaie réunie en tirant sur ses deux bouts opposés; pendant ce temps, un aide régularise s'il le faut, les contacts de la peau à l'aide d'une pince fine.

Toutes ces sutures, faites avec l'aiguille de Reverdin, doivent être solidement serrées, afin d'immobiliser, pendant le temps nécessaire à la cicatrisation, les parties qui viennent d'être réunies.

L'abdomen étant lavé antiseptiquement une dernière fois, est pansé avec des lambeaux de gaze iodoformée et de la ouate de tourbe, maintenu par un bandage de corps en flanelle exerçant une pression méthodique et assez énergique.

Le malade, rapporté dans son lit, est entouré de boules d'eau chaude contenues dans des sacs de laine pour éviter le contact direct du métal qui pourrait causer une brûlure.

L'opération que nous venons de décrire ne vaut que par la manière aseptique dont on la pratique; elle a des applications nombreuses et la clinique sanctionne tous les jours cette nouvelle thérapeutique chirurgicale.

Tout récemment, le *Bulletin médical* (p. 1459. — 1888) a publié la seconde série de mille cas consécutifs de laparotomies pratiquées par Lawson Tait.

Lorsqu'on a à son actif un pareil bagage de faits, on a le droit d'émettre une opinion motivée, et il sera sans doute utile à nos lecteurs, qui ne connaissent pas ce mémoire, de savoir ce que pensent nos voisins sur la question qui nous occupe.

C'est dans l'espace de quatre ans que Lawson Tait a opéré ces mille laparotomies nouvelles; il a eu 53 décès, ce qui est bien peu puisqu'il n'a pas choisi ses cas, et qu'il n'a jamais refusé des opérations qu'il savait ne pas devoir être favorables à sa statistique.

Pour Lawson Tait, il faut appliquer à la chirurgie abdominale les principes qui servent de règle à la chirurgie générale, lorsque le diagnostic est douteux ou difficile, ne pas hésiter à faire une incision abdominale exploratrice qui assurera la réussite du traitement.

« Ne recommandons-nous pas, dit-il, invariablement à une femme qui vient à nous avec un abcès du sein de faire ouvrir cet abcès sans retard? Pourquoi n'adopterions-nous pas le même principe avec une femme souffrant d'un abcès du bassin? »

Pour les tumeurs ovariennes contre lesquelles, il y a trente ans, Spencer Wells a établi qu'il ne fallait les enlever que lorsqu'elles empechaient la femme de vaquer à ses affaires, Tait, au contraire, depuis dix ans, pose en principe que le bon moment pour enlever une tumeur ovarienne est celui où elle a été découverte.

Pour soutenir cette opinion, Tait a un argument indiscutable ; sa pratique prouve que les opérations faites de bonne heure sont celles qui réussissent le mieux.

Sur 1,000 laparotomies, Tait a fait 53 incisions exploratrices avec 2 décès qui, dit-il, « peuvent, en bonne justice, être éliminés de la statistique, car l'opération n'a été pour rien dans la terminaison fatale ; elle n'a ni retardé ni accéléré la mort d'une heure. »

Beaucoup de critiques ont accusé Tait de proposer des laparotomies à tout propos, pour toutes les maladies de l'abdomen, sans même essayer de les guérir par un autre moyen. « Cela n'est pas vrai. » Nous nous contenterons de donner ici cette assertion formelle, qui est justifiée par la critique que fait l'auteur des traitements employés contre les maladies chroniques ou inflammatoires des annexes utérins. Nous ne retiendrons de cette discussion que ce qu'il dit à propos des salpingites : « Ces opérations sont plus difficiles que l'extirpation des tumeurs de quelque nature qu'elles soient » ; les faits cliniques démontrent surabondamment cette vérité, et nous avons tout lieu de croire, d'admirer sans réserve les résultats obtenus par Lawson Tait, qui, sur 263 cas d'ablation des annexes utérins pour maladies inflammatoires, n'a que 9 décès à regretter, soit 3,42 pour 100, proportion minime qui démontre, à elle seule, la haute valeur chirurgicale du professeur de Birmingham.

A ce mémoire, qui demanderait à être analysé et commenté tout entier, nous n'emprunterons plus que son appréciation sur la péritonite et l'opération de Porro.

« J'ai à parler, avec un plaisir sans réserve, de la péritonite purulente traitée par la laparotomie, le nettoyage et le drainage de la cavité péritonéale ; j'ai mis dans le même groupe tous les cas, sauf ceux de péritonite puerpérale, car il est vraiment impossible d'établir une ligne de démarcation bien nette entre les cas aigus et chroniques. J'ai opéré 26 fois des malades atteintes de péritonite purulente; j'en ai sauvé 22. Je dis *sauvé,* car sans l'ouverture de l'abcès du péritoine, toutes ces malades seraient sûrement mortes. La mortalité est de 13,3 pour 100.

« Qu'il me soit permis de recommander à mes collègues de traiter tous les cas de péritonite purulente par le drainage, comme on le fait pour les épanchements de le plèvre. »

Tait a pratiqué quatre opérations de Porro ; toutes les mères ont été sauvées et les enfants ont vécu.

En faut-il davantage pour justifier l'amputation de l'utérus gravide, et faire rejeter à jamais dans l'oubli du passé les opérations de craniotomie et d'éviscération? Non, l'opération de Porro, cette hardiesse de génie qui vint surprendre le monde chirurgical il y a plus de quinze ans, est, selon Tait, « l'opération la plus simple de toutes celles pratiquées sur l'abdomen, et tous les praticiens de campagne devront être capables et toujours en état de la pratiquer. » C'est peut-être demander trop, et tout en faisant la part de l'exagération, cette analyse rapide du mémoire de Lawson Tait démontre l'importance qui s'attache à l'étude de la laparotomie qui n'est guère pratiquée encore que par les maîtres dans les centres d'enseignement.

C'est à provoquer la décentralisation que nous consacrons ce travail. Tous nos efforts tendront à le rendre pratique, afin que nos confrères, dont les opinions sont encore incertaines et flottantes, trouvent ici, à côté d'indications cliniques, la preuve qu'une véritable révolution chirurgicale a été accomplie.

Ajoutons qu'il est prudent de venir sur place regarder faire les maîtres avant d'oser porter des mains — qui pourraient être homicides, si elles n'étaient bien désinfectées, — dans la cavité abdominale des malades.

Que les confrères mes contemporains, qui ont quitté l'École depuis plus de vingt ans, se résignent à redevenir élèves, ils ne perdront pas leur temps à visiter les cliniques de Paris, où ils trouveront l'accueil le plus bienveillant qu'ils puissent souhaiter.

DE LA LAPAROTOMIE IMMÉDIATE

DANS LES PLAIES PÉNÉTRANTES DE L'ABDOMEN PAR COUP DE FEU

Nous n'avons pas le projet d'écrire ici un chapitre de pathologie externe, mais seulement de rechercher quelles sont les indications de la laparotomie et le moment ou il convient de la pratiquer, dans les cas de plaie pénétrante de l'abdomen par coup de feu.

Théoriquement, l'idée de l'intervention s'impose, car on sait qu'un individu atteint de plaie pénétrante de l'abdomen par coup de feu est en imminence de péritonite septique à marche rapide, consécutive à la lésion intestinale et à l'épanchement intra-péritonéal de matières stercorales. Après un pareil accident, l'indication la plus rationnelle paraît être de faire la laparotomie, de fermer par la suture les lesions intestinales, de laver le péritoine et de refermer la plaie.

La clinique, cependant, n'a pas justifié jusqu'ici cette manière de faire, et en France la laparotomie appliquée aux plaies pénétrantes de l'abdomen par coup de feu n'a pas encore à son actif un seul cas de guérison. Est-ce à dire, cependant, que la question est jugée? La récente discussion de la Société de chirurgie lui a fait faire un grand pas, et dans un avenir peu éloigné, nous reconnaîtrons, sans doute, qu'un sérieux progrès chirurgical a été accompli dans la thérapeutique des plaies de l'abdomen.

Les communications de MM. Berger et Nélaton, à la Société de chirurgie, point de départ de cette remarquable discussion, sont pleines d'enseignements et montrent que, lorsqu'à la suite d'une plaie pénétrante de l'abdomen par coup de feu, on attend pour faire la laparotomie, l'apparition des symptômes de péritonite, il est déjà trop tard, l'inflammation septique étant en pleine activité et ne pouvant plus être enrayée. Si l'on opère à cette période d'évolution commençante de la péritonite, on n'arrive qu'à hâter la terminaison fatale.

Cette conclusion ressortant des faits exposés par MM. Berger et Nélaton, il est évident que la laparotomie médiate, pratiquée jusqu'ici, doit être formellement rejetée dans les plaies pénétrantes de l'abdomen.

Les cas suivis de guérison, dans lesquels on n'est pas intervenu, sont-ils la preuve qu'il faut toujours se borner au traitement médical dont M. Reclus s'est fait l'éloquent défenseur? Ce problème restera longtemps encore à l'étude; les faits anciens n'étant guère que des documents ne prouvant pas grand chose.

Pour formuler une règle de conduite, il faut donc amasser des cas nouveaux et ne pas se borner à enregistrer le compte des morts et des guéris.

Pour arriver à une solution pratique, il faudrait trouver un symptôme clinique précis, faisant reconnaître avec certitude si l'intestin est perforé en un ou plusieurs points, et si son contenu a été versé dans l'abdomen.

Seule, la laparotomie immédiate exploratrice pouvant donner ce renseignement, il ne reste plus à déterminer que le plus ou moins de gravité de cette intervention.

Nous n'avons pas encore de réponse clinique à ce sujet, et c'est elle qu'il faut avoir. Dans le doute, on a jusqu'ici systématiquement attendu, observé le malade et posé en principe qu'on ne doit faire la laparotomie que quand la péritonite survient.

Les règles de la chirurgie générale, ainsi que les faits cliniques récents, condamnent cette thérapeutique, qui est comparable à bien des égards à l'amputation médiate pratiquée après le développement de la fièvre traumatique.

Nous savions tous autrefois quelle était la gravité de ces amputations médiates; nous ne les pratiquions que dans l'espoir d'enrayer les intoxications septicémiques et souvent, hélas! nous ne faisions, à l'encontre de notre but, qu'accélérer l'infection.

Cette notion générale ne doit pas être perdue. Ce qui est démontré jusqu'à l'évidence pour les amputations faites au cours de la fièvre traumatique dans les blessures graves des membres, l'est également pour les plaies de l'intestin ayant déjà provoqué la péritonite et doit *nous faire rejeter d'une manière absolue* la laparotomie médiate.

Mais, tandis que toutes les amputations médiates n'étaient pas suivies fatalement de mort, il n'en est pas de même de la laparotomie médiate qui n'a donné qu'une amélioration temporaire. (Bouilly, *Soc. de chir.*, 8 août 1883.)

Dans le rapport que M. Berger fit à l'occasion de ce fait unique, car c'était la première fois que cette méthode de traitement était appliquée, nous lisons que Larrey, dans un cas de plaie de l'abdomen la débrida, introduisit son doigt dans le ventre et l'ayant retiré sali de matières fécales pratiqua, séance tenante, un anus contre nature. Le malade guérit et Larrey exprima plus tard le regret de n'avoir pas suivi la même ligne de conduite dans tous les cas de plaie de l'abdomen.

Ce fait est bon à retenir, comme il faut aussi retenir la conclusion de M. Bouilly, dans les remarques qui accompagnent son observation.

« Il est permis d'espérer... des succès complets dans les ruptures traumatiques de l'intestin *où l'intervention pourra être précoce.* » (V. Bul. *Soc. de ch.*, 1883, p. 707).

Le fait intéressant de M. Bouilly donne encore lieu à une autre observation très importante.

La suture intestinale qu'il pratiqua se disjoignit. « Cette disjonction, dit-il, me paraît devoir être attribuée à une péritonite septique avec nécrose des bouts réséqués, déterminée par le contact des matières intestinales, soit pendant, soit après l'exécution de la suture. »

Pour nous, il n'y a pas de doute; la suture a porté sur un tissu enflammé septiquement qui ne pouvait opposer de résistance aux fils de soie; pour que l'enterorraphie, qui est si difficile à pratiquer, puisse réussir, il faut que des fils bien aseptiques soient appliqués sur une séreuse absolument saine, et, de plus, que ces fils n'aient aucun contact avec la tunique muqueuse de l'intestin. Si les matières intestinales, gazeuses ou solides, peuvent contaminer les surfaces séreuses mises en contact, le résultat opératoire ne sera pas atteint, la suture se désunira, d'où péritonite possible ou anus contre nature.

Cette désunion des sutures est encore la preuve qu'il faut, dans les blessures de l'intestin, appliquer les fils de réunion à une époque précoce, alors que les tissus ne sont pas encore atteints d'inflammation; attendre est une faute qu'il ne faut pas commettre, la laparatomie médiate n'étant pas, du reste, toujours praticable lorsque la péritonite a éclaté, ainsi qu'on le voit dans le fait suivant que nous résumerons rapidement.

Dans notre observation, la laparotomie médiate qui avait été décidée ne fut pas pratiquée en raison du mauvais état général du blessé, qui guérit cependant après avoir fait face à des accidents de la plus haute gravité, qu'on aurait peut-être pu lui épargner, si la laparotomie immédiate avait été faite.

B.N.

Pour nous, bien que suivi de guérison, ce cas ne démontre pas la supériorité de l'abstention, et nous le citons pour montrer les difficultés cliniques qu'on rencontre dans les traumatismes de l'abdomen par coup de feu.

E..., âgé de trente ans, entre dans notre service à l'hôpital de Médéah, le 31 juillet 1881, peu d'instants après avoir reçu un coup de revolver de petit calibre, tiré involontairement à la distance de un mètre.

Le blessé n'a pas perdu connaissance et s'est couché presque sans l'aide des infirmiers de service; l'admission ayant eu lieu d'urgence, au moment de la visite, E..... fut immédiatement l'objet de nos soins. Nous constatons le trou d'entrée d'une balle situé sur la paroi abdominale, au-dessus du ligament de Fallope et en dedans des vaisseaux, dans un point correspondant presque exactement à l'orifice inférieur du canal inguinal; la direction du trajet est oblique interne, il n'y a pas de trou de sortie du projectile.

Redoutant une lésion de la vessie, nous sondons le malade, et l'urine que nous recueillons ne contient pas de sang. Explorant le trajet de la blessure avec le stylet Nélaton, en plaçant le sujet dans l'attitude qu'il avait au moment de l'accident, nous pénétrons avec ménagement à une profondeur de 12 centimètres sans rencontrer le corps étranger; nous ne croyons pas devoir pousser plus loin notre exploration et nous ramenons au dehors le stylet qui n'est pas sali et n'a pas d'odeur fécale. Le blessé n'accuse, du reste, que des élancements assez violents dans la verge et le testicule droit, imputables à une simple lésion nerveuse.

Nous concluons donc de cet examen à une plaie pénétrante de l'abdomen sans lésion appréciable des viscères intestinaux. Nous prescrivons : repos absolu, diète alimentaire et de boisson, une potion opiacée et l'application constante de compresses trempées dans l'eau glacée. Un pansement antiseptique recouvre la blessure.

Le 2 août au soir, la température axillaire s'élève à 41°,3; la blessure donne issue à du pus fétide qui ne paraît pas venir de la profondeur; nous débridons largement au bistouri l'orifice d'entrée et lavons à l'eau phéniquée.

Facies abdominal, langue froide, vomissements, météorisme, tous les symptômes, enfin, de la péritonite traumatique. Collodion sur le ventre et potion opiacée à 20 centigrammes.

Le 3 au matin, pouls à 122, temp. 38°,2; consultation avec les médecins de la garnison; nous concluons à la nécessité de faire la laparotomie pour laver antiseptiquement le péritoine et y établir un drainage avec succion continue par le siphon. Rendez-vous est pris pour l'opération qui sera pratiquée à deux heures.

Quand nous revoyons le blessé, à deux heures, la température est à 40°, le météorisme est excessif, les vomissements sont plus fréquents, le pouls est à 140, filiforme. L'intervention serait inutile et dangereuse; l'ouverture de l'abdomen amènerait la hernie des intestins qu'on ne pourrait réduire; nous nous bornons à faire des injections hypodermiques de morphine jusqu'à production d'effet narcotique. Lavements phéniqués frais, compresses glacées sur le ventre.

A dater de ce moment les phénomènes s'amendent, le 11 août, le blessé est apyrétique et sort guéri le 18 septembre. Le projectile n'a pas été rendu par les selles et il n'y a jamais eu de sang mélangé aux déjections.

Dans ce cas, à n'en pas douter, il n'y a pas eu plaie pénétrante de l'intestin, et la péritonite traumatique peut avoir été provoquée par notre exploration ou par la présence du corps étranger qui devait s'être coiffé au passage d'une petite portion des vêtements. La guérison, il est vrai, a été obtenue sans intervention chirurgicale, mais la température observée de 41°3 comportait presque un pronostic fatal, et nous ne nous chargeons pas d'expliquer quel est le hasard heureux qui a pu sauver le blessé

Peut-on donner ce fait comme un exemple à suivre, et le faire compter à l'actif de la méthode de non intervention ?

Si un cas de ce genre se représentait à notre observaton, nous proposerions à notre malade la laparotomie immédiate, afin d'extraire le corps étranger, de laver le péritoine et d'appliquer une soupape de sûreté sous la forme d'un drain.

Nous pouvons dire après coup, avec certitude presque absolue, que l'intestin n'avait pas été lésé, mais c'est là pur hasard, avec lequel il ne faut pas compter ; dans les coups de feu de l'abdomen, la pénétration est presque la règle, et alors, pour sauver le blessé, il faut fermer la blessure par une suture intestinale immédiate, faite avant que le contact des matières intestinales ait pu provoquer la péritonite dont le développement est si brusque et la marche si rapide.

Dans l'observation de M. Berger, onze heures après l'accident, la malade est en pleine péritonite ; dans celles de M. Nélaton, une fois, vingt-cinq heures après l'accident, on trouve des fausses membranes et du pus enkysté ; dans le second cas, trois heures après l'accident, l'intestin est déjà rouge et distendu.

De pareils documents se passent de commentaires et nous permettent de conclure que *dans les coups de feu de l'abdomen, la laparotomie doit être immédiate* ou ne pas être faite ; et ici ce terme doit être pris dans son acception la plus rigoureuse, car le temps perdu est irréparable. La laparotomie médiate, au contraire, faite après l'appariton de symtômes de péritonite doit être, selon nous, formellement rejetée de la pratique chirurgicale.

En 1886, M. Trélat fit, à la Charité, une clinique remarquable sur ce sujet (*Sem. méd.*, p. 530); nous lui emprunterons, pour sanctionner nos conclusions, cette simple citation : « Tous les malades atteints de blessure avec perforation de l'intestin grêle par coup de feu, meurent s'ils ne sont point traités. Quand ils succombent après l'intervention, la mort est due à la continuation d'une péritonite antérieure. »

Resté jusqu'ici sur le terrain théorique, abordons le côté pratique de la question :

Quel est le lieu d'élection de la laparotomie? Il n'y en a qu'un, c'est, dans tous les cas, la ligne blanche au-dessus ou au-dessous de l'ombilic, suivant le siège de la blessure.

Il convient d'ouvrir d'un coup, assez largement, l'abdomen; l'incision mesurera de 10 à 12 centimètres, afin de permettre l'exploration facile des viscères.

L'abdomen ouvert, s'il y a des matières alimentaires ou intestinales épanchées dans le péritoine, on fera, avant tout, un lavage péritonéal avec l'eau bouillie portée à la température de 40 à 42°; si les viscères ont été largement et abondamment souillés, il sera bon, en finissant, d'employer un à deux litres d'une solution d'acide borique, l'eau bouillie n'ayant aucun pouvoir antiseptique.

Cette toilette préalable pouvant déterminer des accidents, dont le plus fréquent est l'arrêt de la respiration, il faut empêcher l'eau de refluer jusqu'au diaphragme en donnant une position convenable au blessé. (M. Polaillon.)

Une autre recommandation non moins importante, est d'éviter la hernie des intestins qui seront maintenus directement à l'aide d'éponges fines, appliquées chaudes et jamais froides. Laisser des intestins un temps assez long hors de la cavité péritonéale, ce serait exposer le blessé à la mort.

Suture intestinale. — Pour la pratiquer, il faut s'armer de patience; car les manœuvres peuvent exiger parfois deux heures de temps. On suture d'abord les parties blessées qui se présentent, puis on va méthodiquement à la recherche des parties profondes suivant la direction générale du projectile.

Si la division de l'intestin est complète, les difficultés sont très grandes et l'on devra faire la résection des deux bouts contusionnés, ainsi que celle du mésentère correspondant, puis pratiquer une suture circulaire dont la réussite est fort difficile; aussi ne peut-on la conseiller, vu sa gravité, que dans les cas où la lésion siège à la partie supérieure du tube digestif; dans les divisions complètes de l'extrémité inférieure de l'intestin grêle ou du gros intestin, un anus contre nature serait certainement préférable.

Il n'y a qu'un bon procédé de suture admis par tous les chirurgiens, c'est la suture de Lembert, adossant la séreuse et respectant la muqueuse qui est septique; le perfectionnement de Czerny consistant en une suture à deux étages, assure mieux l'occlusion, mais provoque un plus fort degré de rétrécissement. La suture de Lembert nous a permis de réunir très exactement une plaie de la grande courbure de l'estomac mesurant 10 centimètres; elle nous paraît répondre aux indications qu'il y a à remplir dans les plaies de l'intestin.

Pendant l'application des sutures, déterger avec une éponge antiseptique les parties à réunir, et avant de nouer les fils, stériliser localement les surfaces séreuses avec un fin tampon d'ouate imbibé de solution phéniquée forte qu'on ne laissera pas ruisseler.

Ces précautions prises, réduire l'anse suturée, et lorsqu'on est assuré que toutes les plaies sont fermées, faire un dernier lavage péritonéal qui, en assurant l'asepsie, nous montre encore s'il n'a pas été laissé quelque vaisseau donnant du sang. Avec de grandes éponges on sèche la cavité abdominale et l'on termine par la mise en place de l'épiploon et par la suture des parois de l'abdomen.

Faut-il drainer dans tous les cas ?

Le drainage nous paraît indispensable toutes les fois qu'il y a de la bile, de l'urine, des matières alimentaires ou intestinales épanchées dans l'abdomen ; deux drains adossés en canon de fusil, tels que ceux dont nous avons préconisé l'emploi en 1875, répondent bien aux indications. Ils seront retirés avec le premier pansement, si la température du blessé est normale ; si non, ils resteront en place et serviront à laver et à siphonner les produits épanchés dans la cavité péritonéale.

Avec une pratique scrupuleusement aseptique, la guérison des plaies de l'abdomen compliquées de lésion intestinale est possible par la laparotomie immédiate ; s'il n'y a pas de lésion viscérale, la laparotomie exploratrice n'aggrave pas dans de notables proportions la situation du blessé.

La laparotomie exploratrice immédiate nous semble donc indiquée d'une manière générale, quoique la clinique nous ait fourni des guérisons obtenues par les moyens médicaux, sans intervention chirurgicale.

DE LA CURE RADICALE DES HERNIES

Il y a quelques années, avant l'introduction de l'antisepsie, il n'était point question de cure radicale des hernies, dans l'enseignement des maîtres les plus distingués.

On savait bien que le traitement chirurgical de la hernie avait été tenté au temps de Paul d'Égine : que, plus près de nous, il y avait eu des guérisseurs, aussi dépourvus de scrupules que de science, allant de par le monde, châtrant les hernieux, mais les guérissant bien plus souvent du mal de vivre que de leur infirmité; il paraît même que la mort marchait si bon train, qu'un édit du Parlement vint interdire ces pratiques dangereuses.

Notre but n'est pas de faire une étude historique, mais simplement de rechercher sommairement ce qui se dit ou se fait à l'heure actuelle.

Comme toutes les questions nouvelles, celle-ci a eu des fortunes diverses; on a d'abord jeté le blâme, sans grands ménagements, sur ceux qui avaient l'audace ou l'imprudence de traiter, avec tant de désinvolture, les hernieux qui se confiaient à leurs soins; c'était une opération de complaisance, presque criminelle pour les uns, absolument blâmable pour les autres. Les faits accomplis ont modifié ces jugements; cependant certains protestent encore, parce que, sans eux, rien de bon ne peut être conçu et exécuté.

A dire vrai, ce ne sont pas les tardigrades qui nous inquiètent pour l'avenir de la cure radicale ou chirurgicale de la hernie, comme on préférera.

Nous redoutons bien plus ceux qui ne doutent de rien, et qui parlent de cette opération ou l'exécutent sans en connaître suffisamment la technique.

Comme c'est encore une des nouveautés du jour, les observations de cure radicale sont assez fréquentes dans les journaux et revues. Nous ne citerons pas de noms d'auteurs, car, en lisant quelques faits publiés, nous avons parfois souhaité qu'un nouvel édit du Parlement intervînt encore.

La cure de la hernie est, en effet une opération si délicate, qu'elle ne doit pas tomber dans le domaine public, sous peine de faire presque autant de victimes que dans ce lugubre passé dont nous évoquions le souvenir. Quand elle est faite de propos délibéré, le chirurgien n'a pas le droit de laisser suppurer la plus petite partie du champ opératoire; il a encore moins le droit de laisser mourir son opéré; tout accident est imputable à son inexpérience ou à des négligences commises par lui ou par ses aides.

Il faut donc être sûr de soi, de ses aides et de son antisepsie, avoir fait une étude patiente de l'anatomie pathologique des hernies, pour se permettre d'en tenter la cure radicale. Tout chirurgien peut arriver, sans doute, à remplir les conditions nécessaires à la réussite de l'opération, et il n'est pas besoin d'être spécialiste, mais, avant tout, il faut bien connaître la technique.

Ces règles nous paraissant quelque peu ignorées, même pour ceux qui ont publié des observations il est bon de crier *casse-cou,* car l'avenir de cette excellente opération est subordonné à la manière dont elle sera pratiquée.

Avant d'aborder l'étude du manuel opératoire, trois questions se posent :

1° Quelle est la valeur des bandages?

2° Que faut-il penser du mot *radical?*

3° Quelles sont les hernies qu'il faut opérer?

Les bandages à ressort élastique, dont l'usage remonte au siècle dernier seulement, n'ont, pour ainsi dire, jamais guéri une hernie; il faut les porter constamment, même la nuit, si la hernie a tendance à sortir; si son volume dépasse celui d'un œuf de poule, elle a, quoi qu'on fasse peu de chance d'être maintenue d'une manière régulière. Si le sujet est astreint, par sa situation sociale, à faire de violents efforts, le bandage ne lui offre qu'une garantie bien précaire; dans certains efforts, et par suite de l'usure, le ressort casse parfois au moment le plus dangereux et permet à la hernie de s'étrangler subitement.

Dans la classe si nombreuse des hernies congénitales; le port du bandage est souvent rendu impossible par l'ectopie testiculaire; c'est cependant dans cet ordre de faits, qu'on observe le plus grand nombre de guérisons chez l'enfant ou l'adolescent. Dans la hernie crurale, l'usage du bandage est presque inutile, puisqu'il ne maintient jamais bien la hernie.

Dans les hernies de faiblesse, survenues chez le vieillard, le bandage n'est qu'un palliatif; s'il est mal porté, ce qui est du reste habituel, il est plus nuisible qu'utile. Il n'y a pas lieu d'insister sur ces questions, que l'on peut résumer en disant que le bandage n'a aucune valeur curative; dans la très grande majorité des cas, il n'est qu'un moyen palliatif, excellent si le bandage est bien fait et bien porté; mais ces conditions ne sont que trop rarement remplies.

Pour guérir une hernie, il faut donc intervenir chirurgicalement.

Avant tout, entendons-nous sur les mots. Nul ne prétend, lorsqu'il a guéri un malade de pneumonie, que son sujet est vacciné et à l'abri de nouveaux méfaits du pneumocoque; on n'en veut pas non plus à son médecin, lorsqu'on est atteint d'une récidive d'érésypèle; il est accepté par tous que ce sont là maladies à répétitions. S'agit-il au contraire d'une hernie, la signification du mot guérison change; si le malade consent à se faire opérer, non seulement il veut guérir, ce qui est son droit, mais il faut lui garantir une cure sans retouche ultérieure.

Chose vraiment étrange, ce ne sont pas les malades qui ont inventé l'obligation de la cure *radicale*, ce sont de bons esprits chirurgicaux qui, pour battre en brèche cette pratique nouvelle, se sont faits plus royalistes que le roi, et répètent sur des airs variés et solennels : « Et la récidive ! » Et la récidive dans le cancer, récidive certaine, à courte échéance le plus souvent, a-t-elle jamais été une raison d'abstention ?

Prouverait-on même, de par la statistique, la fréquence de la récidive de la hernie après l'opération, qu'il n'y en aurait pas moins indication à soulager certains hernieux par une intervention sanglante, physiologiquement conduite.

Passons condamnation sur le mot *radical*, mais souvenons-nous que la récidive est peu à redouter, si on ne se borne pas à moucher le sac, si on supprime soigneusement l'amorce herniaire, qui au premier effort de l'opéré pourrait amener la récidive.

Cette récidive est aussi à redouter par le procédé du bouchon plastique, auquel *croit* M. Richet (*Écho médical*, 25 février 1888, page 52); elle est aussi certaine quand le testicule, logé dans le canal inguinal, y est soigneusement conservé pour faire bouchon.

Inutile d'insister plus longtemps, la récidive n'est pas un épouvantail pour ceux qui suivent les règles tracées par M. Lucas-Championnière, règles qui sont basées sur des connaissances anatomiques solides.

Tous les perfectionnements proposés jusqu'ici par les inventeurs de vieux neuf, n'ont rien ajouté de bon aux préceptes de ce maître de la chirurgie antiseptique.

La légitimité de la cure radicale des hernies ne se discutant plus, comment et dans quels cas est-elle applicable, car toutes les hernies indistinctement ne sont pas justifiables de l'opération.

Dans le passé, on ne recherchait que L'OBLITÉRATION DE LA PORTE DE SORTIE de la hernie.

Dans la cure chirurgicale moderne, par le procédé de M. Lucas-Championnière que nous préférons, le but qu'on se propos est LA SUPPRESSION TOTALE DU SAC HERNIAIRE.

La différence entre les deux méthodes est considérable, et la comparaison prouve la supériorité de la dernière.

La suppression du sac doit être complète, et ne devra pas seulement porter sur les parties qui dépassent les portes de sortie; elle sera poursuivie jusque dans l'abdomen, afin d'éloigner, autant que possible, la cicatrice péritonéale des anciens trajets dilatés parcourus par la hernie.

La présence de l'épiploon dans le sac, l'ectopie testiculaire, créent souvent des difficultés à l'exécution de ce procédé; il faut sacrifier toujours le premier, et, pour le second, le fixer au fond des bourses et lui faire faire artificiellement sa migration, s'il est apte à fonctionner, ou le réséquer, s'il est réduit à une coque fibreuse inutile.

Les indications générales de la cure radicale peuvent se résumer dans L'INCOERCIBILITÉ et L'IRRÉDUCTIBILITÉ de la hernie.

Il faut donc opérer: les hernies faisant toujours souffrir, devenant, à la longue, très volumineuses, et ne pouvant être maintenues par aucun bandage;

Les hernies irréductibles provoquant des accidents de péritonite à répétition;

Les hernies congénitales avec ectopie testiculaire empêchant de placer un bandage.

Il faut encore faire la cure radicale, dans les cas où la hernie provoque des douleurs névralgiques ou des troubles dyspeptiques graves.

A côté de ces indications formelles, il y en a d'autres qui le sont moins, et que chaque chirurgien doit apprécier.

Les principales contre-indications sont la vieillesse, les troubles dans les fonctions du poumon, etc.

Ajoutons, en terminant, que dans la hernie étranglée, on devra, lorsque l'état de l'intestin le permet, faire toujours la cure radicale après avoir levé l'étranglement.

MANUEL OPÉRATOIRE.

Pendant que le malade est chloroformé, raser le pubis, laver à l'eau chaude et au savon, sur une large surface, toute la région opératoire, la désinfecter et la dégraisser avec l'éther; apporter toute son attention à la désinfection des parties génitales. Le chirurgien et ses aides prendront pour leurs mains et leurs ongles les plus strictes précautions de désinfection, et encadreront avec soin le champ opératoire avec des linges antiseptiques.

L'appareil instrumental comprend un bistouri, des ciseaux, de nombreuses pinces hémostatiques, des clamps, une aiguille mousse et ce qu'il faut pour l'exécution des sutures du tégument.

Prenons pour type général, un cas d'entéro-épiplocèle inguinale acquise.

1er *Temps. — Incision des téguments.*

Dès le commencement, la chloroformisation sera complète et devra l'être jusqu'à la fin de l'opération.

La peau seule sera divisée obliquement, de dehors en dedans et de haut en bas, à partir de 1 à 2 centimètres au-dessus de l'anneau inguinal et sur une longueur variable, suivant le volume de la tumeur.

Pincer, sur les lèvres de l'incision, tous les vaisseaux divisés et assurer complètement l'hémostase. Poursuivre alors l'incision des feuillets qui se présentent, jusqu'au moment où l'on arrive sur le sac séreux, que l'on reconnaît assez facilement.

2e *Temps. — Incision du sac.*

Arrivé sur le sac, au milieu de l'incision, faire une boutonnière à la séreuse, qu'il faut repérer immédiatement avec des pinces hémostatiques. Agrandir l'ouverture et examiner le contenu du sac.

3e *Temps. — Résection de l'épiploon et réduction de l'intestin.*

L'épiploon, dont la présence est presque constante, est saisi de la main gauche et attiré peu à peu au dehors;

M. Lucas-Championnière conseille de le réséquer le plus haut possible.

L'épiploon, étalé, est solidement pincé, à sa base, dans un ou deux clamps; avec une aiguille mousse de Championnière, placer des fils de catgut doubles en nombre suffisant pour faire à l'épiploon un certain nombre de pédicules rendant plus facile sa réduction dans l'abdomen.

Les fils de catgut sont entrecroisés deux à deux, et noués de façon à faire une suture en chaîne solide, dont les éléments ne peuvent glisser.

La suture terminée, l'épiploon est réséqué au-dessus des pinces et réduit dans l'abdomen. La résection de l'épiploon facilite la réintégration de l'intestin que l'on opère alors.

4e *Temps. — Dissection du sac séreux.*

Introduisant une éponge humide, montée sur une pince hémostatique, dans le canal inguinal et dans l'abdomen, séparer le sac séreux de toutes ses adhérences avec les éléments du cordon, etc.; poursuivre sa dissection avec le bistouri ou les ciseaux dans le trajet inguinal; arrivé au niveau de l'abdomen, introduire l'index gauche dans le sac séreux et l'attirer prudemment au dehors.

La dissection achevée, retirer les éponges, pédiculiser le sac et le saisir dans une pince clamp le plus haut possible; avec l'aiguille mousse, placer deux à trois fils doubles de catgut solide, pour faire une chaîne résistante dont tous les fils sont entrecroisés pour rester solidaires.

La suture terminée, le sac est réséqué et le pédicule rentre dans l'abdomen, où le doigt peut aller le reconnaître, à quelques centimètres au-dessus de l'anneau interne.

5e *Temps. — Sutures.*

Pendant la dissection du sac séreux, il a été fait un avivement tout le long du canal inguinal et de ses orifices; profitant de cette circonstance, on peut, avec trois sutures au catgut, fermer les portes et le trajet de la hernie; ces sutures ne sont peut-être pas indispensables, mais elles ne sauraient nuire.

La suture sera précédée d'une toilette antiseptique à l'eau phéniquée forte et au sublimé. La ligature des vaisseaux qui donnent du sang sera exécutée avant de faire la suture superficielle des téguments avec huit à dix crins de Florence.

6e *Temps. — Drainage.*

Même avec une antisepsie rigoureuse et parfaite, il n'y a pas lieu de se priver des bénéfices du drainage. Un drain, de la dimension de 4 à 5 millimètres de diamètre, et d'une longueur de 5 centimètres environ, est placé dans l'angle *supérieur* de la plaie, afin d'éviter sa contamination par les organes génitaux.

Le drain mis en place, exprimer fortement, avec une grosse éponge, le sang et les liquides qui ont pu s'accumuler dans la plaie pendant la suture.

7e *Temps. — Pansement.*

Une couche de gaze iodoformée et quelques sachets de poudre antiseptique, recouverts d'un mackintosch perforé pour le passage de la verge, protègent toute la plaie contre l'invasion des germes extérieurs; ils sont assujétis par une large bande de gaze disposée en spica.

A ce moment, cesser la chloroformisation, placer le bassin de l'opéré sur un pelvi-support, et terminer le pansement avec de la ouate de tourbe mise en couche très épaisse.

Afin d'exercer une pression élastique sur le trajet inguinal suturé, déposer à son niveau, dans l'épaisseur de la ouate, un certain nombre de compresses graduées, et terminer le pansement qui ne sera changé que le huitième ou neuvième jour.

Au second pansement, le tube à drainage est enlevé, et la guérison de l'opéré est complète au bout de trente jours. A ce moment, en examinant l'opéré et en le faisant tousser, on perçoit la poussée intestinale, à quelques centimètres au-dessus de l'arcade pubienne, loin de l'ancien trajet herniaire.

Le but poursuivi est alors atteint et l'on peut, à ce moment, donner un bandage spécial au malade, pour éviter toute fatigue à la récente cicatrice.

KYSTE HYDATIQUE DE LA RATE

Les kystes hydatiques de la rate étant très rarement observés, il n'est peut-être pas sans intérêt de publier l'observation suivante et de rechercher quelle doit être aujourd'hui la conduite thérapeutique à opposer à cette affection.

Kyste hydatique de la rate; ponction capillaire; pneumonie; mort. — Le 24 janvier 1883 nous recevions, à l'hôpital de Médéah, le nommé G..., âgé de quarante ans, colon espagnol, habitant l'Algérie depuis dix ans. C'est un ouvrier de constitution primitivement robuste, n'ayant pas d'antécédents pathologiques dignes d'être mentionnés; il nous raconte que sa maladie actuelle remonte à quatre ans, ou plutôt qu'il n'a remarqué la présence d'une tumeur dans l'hypocondre gauche que depuis cette époque.

Cette tumeur, tout d'abord indolente et peu volumineuse, survenue sans cause occasionnelle appréciable, sans traumatisme, acquiert successivement un volume assez considérable, détermine des troubles fonctionnels du côté de la circulation et de la respiration et finit par rendre le travail pénible, puis impossible.

Examen du malade. — L'état général est mauvais, sans qu'on puisse invoquer l'influence d'une cachexie particulière. Couché dans le décubitus dorsal, on remarque, du côté de l'abdomen, une déformation très notable siégeant dans l'hypocondre gauche et dépassant la ligne blanche. A la simple vue, on peut déjà dire qu'il ne s'agit probablement pas d'une ascite, quoique les veines sous-tégumenteuses abdominales soient anormalement distendues.

A la palpation, rendue très facile par l'amaigrissement du sujet, on reconnaît aisément une tumeur lisse, indolente à la pression, sans duretés, très nettement fluctuante, susceptible de se déplacer très légèrement vers le milieu de la cavité de l'abdomen, et suivant les mouvements d'abaissement ou d'élévation du diaphragme. La main gauche mise à plat sur la tumeur, si on donne quelques *chiquenaudes* brusques avec l'indicateur droit, on perçoit avec certitude le frémissement hydatique, qui est reconnu également par notre distingué aide-major, M. le docteur Monnot. La nature de l'affection étant certaine, restait à en déterminer le siège anatomique.

Par la percussion, on délimite les limites de la tumeur, qui est volumineuse et paraît devoir contenir de trois à quatre litres de liquide. Les arcs costaux gauches sont soulevés et la tumeur refoulant le diaphragme fait une saillie allant jusqu'à l'ombilic en dedans et gagnant en bas le bord supérieur du bassin.

Nous insisterons sur la facilité avec laquelle on limitait cette tumeur rénitente et sans bosselures; et sur l'absence de douleurs ou d'adhérences appréciables entre la tumeur et les parties voisines.

Soit en déplaçant le kyste, soit en pinçant à pleine main les parois abdominales qui sont minces, on s'assure que la tumeur est en contact direct avec ces dernières, et que la masse intestinale a été poussée vers le flanc droit. Le foie, qui est assez nettement séparé de la tumeur, a son volume normal et ne participe pas à la maladie; l'estomac est refoulé en haut, le cœur a sa pointe légèrement déviée en dedans de sa ligne normale; quant aux poumons, il n'y a rien à noter dans leur état.

Les symptômes fonctionnels ne sont pas moins nets; ce qui

domine, c'est la gêne respiratoire, la dyspnée provoquée mécaniquement par le refoulement du diaphragme, sans qu'on trouve, à l'auscultation, autre chose qu'un déplissement vésiculaire incomplet à la base des deux poumons; du côté du cœur, légèrement augmenté de volume, il n'y a pas de lésion des orifices, mais la congestion de la face et la dilatation des jugulaires témoigne d'une rupture évidente dans le mécanisme de la circulation générale.

Interrogé sur ses fonctions digestives, le malade déclare qu'il lui est impossible de faire un repas ordinaire sans s'exposer à augmenter sa dyspnée. L'ingestion des liquides ou des solides a toujours le même résultat.

Ajoutons, enfin, qu'il n'y a point de fièvre, pas d'œdème des extrémités, et que l'analyse des urines ne décèle rien d'anormal.

La nature de la tumeur ne laissait aucun doute, son siège anatomique nous paraissait être la rate; mais rien de précis ne permettait de l'affirmer.

Le lobe gauche du foie, le mésentère, le pancréas pouvaient être regardés comme sains, mais le diagnostic différentiel entre un kyste hydatique du rein gauche et de la rate offrait de grandes difficultés. La rareté des kystes de la rate, et la fréquence relative de cette affection dans le rein gauche tendaient à faire penser plutôt à ce qui est fréquent qu'à ce qui est exceptionnel. Le kyste étant encore clos, le malade n'avait observé aucun trouble dans la sécrétion urinaire, et l'analyse chimique démontrait qu'elle était normale.

Le malade, interrogé à plusieurs reprises sur l'existence de douleurs scapulaires, déclarait, toujours péremptoirement, qu'il n'avait jamais rien ressenti d'anormal de ce côté; malgré l'absence de ce symptôme, le siège de la lésion nous paraissait devoir être localisé dans la rate et non dans le rein, parce que la tumeur kystique suivait nettement les mouvements du diaphragme et que sa face antérieure était partout en contact direct avec la face interne des parois de l'abdomen, sans aucune interposition d'anses intestinales. Nous retrouvions là, en quelque sorte, ce que nous avions souvent observé à Aumale sur les impaludés porteurs de grosses rates saillantes, ne présentant aucune interposition d'intestins et suivant tous les mouvements du diaphragme.

Ces dernières raisons entraînèrent notre diagnostic, et tenant compte du développement lent de la tumeur, de la fluctuation et du frémissement qu'on y percevait, de sa situation superficielle avec refoulement des intestins, des troubles physiques apportés à la respiration, à la circulation et à la digestion stomacale, nous nous arrêtons, comme la plus probable, à l'idée d'un kyste hydatique de la rate (1).

Le diagnostic fait, restait à déterminer le mode de traitement.

Le kyste était si volumineux, que l'intervention chirurgicale s'imposait.

L'état général du malade était médiocre et ce qui dominait la situation, était le trouble mécanique apporté dans la circulation et la respiration.

L'ensemble de ces conditions contre-indiquait l'ouverture de l'abdomen suivant le procédé de Récamier, qui était alors le seul applicable.

Il ne restait plus que la ponction capillaire qui, parfois, a été curative et qui, dans tous les cas, en évacuant le trop plein, permettait de relever les forces du malade par l'alimentation et par le fonctionnement plus régulier du poumon et du cœur.

Qu'on veuille bien se souvenir qu'à cette époque (1883) l'ouverture des kystes et la fixation de leur tunique aux lèvres de la plaie abdominale n'étaient pas encore entrées dans le courant classique de la chirurgie. Ce que nous avons fait alors constituerait peut-être aujourd'hui une faute opératoire, mais il faut tenir compte des temps et des lieux, et aussi des

(1) Le cas que nous citons n'est pas le seul fait de kyste hydatique que nous ayons observé pendant notre séjour en Algérie ; peu de temps avant, nous avions traité un jeune israélite atteint de kyste hydatique du cerveau, qui détermina la mort ; cet enfant portait également, à la partie supérieure de la cuisse, un kyste hydatique du volume d'une mandarine. Par hasard, tandis que nous observions un certain nombre de kystes hydatiques à siège exceptionnel, nous n'observions jamais cette affection dans le foie où elle est relativement fréquente.

exemples donnés. (Le 10 juillet 1882, M. Verneuil ponctionnait un kyste hydatique du foie et en donnait le liquide à M. Kirmisson pour en déterminer les propriétés septiques ou phlogogènes. V. *Gaz. hebd.*, page 619. 1882.)

La ponction décidée, fut pratiquée le 27 janvier, à l'aide de notre aspirateur hydraulique, armé d'une aiguille n° 2. Sans exercer aucune pression sur la tumeur, nous évacuâmes 2,500 grammes de liquide parfaitement limpide; l'analyse chimique montra qu'il ne contenait pas d'albumine, mais une grande quantité de chlorure de sodium; le microscope n'y montra pas de crochets.

Cette opération produit un grand soulagement immédiat dont se réjouit le malade; tout va à souhait d'abord; le 30 janvier, nous permettons une alimentation légère; le 2 février nous autorisons un lever de quelques heures. Y a-t-il eu des imprudences faites? Nous l'ignorons, mais le soir du 2 février, à la contre-visite, le malade est couché avec un point très violent du côté gauche, la face est vultueuse, la toux quinteuse et pénible; nous reconnaissons le début d'une pneumonie de la base du poumon gauche qui se termine par la mort le 8 février. L'autopsie fut pratiquée vingt-quatre heures après la mort.

Ouverture de la cavité abdominale. — Aucune trace de péritonite; nous ne retrouvons plus le point où a porté la ponction du kyste qui est encore très volumineux, ce qui permet d'étudier le déplacement subi par les organes.

Les parois du kyste sont flasques, et le volume total de la tumeur est comparable à un petit melon; toute sa face antéro-supérieure est libre d'adhérences avec le péritoine pariétal, mais en arrière et en dehors du côté du rein, la rate est solidement fixée aux parois.

L'estomac a été refoulé du côté droit et son volume est notablement réduit; quant aux intestins, sauf quelques adhérences assez tenues, ils sont poussés vers le flanc droit. Le foie est normal et sans adhérences avec la tumeur.

Quant au rein gauche, qui ne pèse plus que 55 grammes, il a été atrophié par compression, et le rein droit par compensation a sensiblement augmenté de volume; il pèse 205 gram.

Le kyste incisé donne issue à un litre environ de sérosité parfaitement limpide; sous l'enveloppe fibreuse externe, nous rencontrons la paroi propre du kyste, blanchâtre, feuilletée, ayant environ 2 millimètres d'épaisseur qui s'extrait en totalité; elle ne contient aucune vésicule fille.

Le kyste s'est développé aux dépens de la partie supérieure de la rate dont le tissu dégénéré n'est plus reconnaissable; son tiers inférieur seulement a sa structure normale, quoiqu'on observe cependant, du côté externe, une grande plaque calcaire. Du côté du poumon on trouve les lésions types de la pneumonie. Il n'y a rien à noter du côté des autres organes.

L'étude du cas que nous venons de rapporter n'a pas la valeur clinique que nous aurions souhaité, car l'important eût été d'avoir un signe certain de kyste de la rate. Cet élément nous a fait défaut et pour établir notre diagnostic nous avons dû nous baser sur les symptômes suivants : absence d'interposition des intestins entre la tumeur et les parois abdominales, mouvements réguliers de cette tumeur, isochrones à ceux du diaphragme. Dans les kystes rétropéritonéaux du rein, la coïncidence nette de ces deux signes ne se rencontre pas (1). On a vu que nous ne nous étions pas trompé.

La rareté excessive des kystes hydatiques de la rate s'explique, sans que nous ayons à y insister, par le long chemin qu'ont à suivre les œufs de tænia pour arriver dans cet organe, et partant le petit nombre de cas dans lesquels la chirurgie a été appelée à intervenir activement. A l'époque où nous observions notre malade, nous ne connaissions d'autre observation que celle de notre ancien maître, M. Kœberlé. (V. *Mém. de la Soc. méd. de Strasbourg,* 1873), et nous nous sentions d'autant moins de taille à entreprendre une splénotomie, qu'une ovario-

(1) M. Tillaux, dans une leçon clinique, a insisté sur cet élément de diagnostic des tumeurs. (*Gaz. hôpit.*, 1886.)

tomie malheureuse, pratiquée quelques mois avant, nous avait rendu très circonspect en matière de chirurgie abdominale.

L'état assez précaire du malade nous imposait, d'autre part, de commencer par une ponction.

Voyons ses avantages, ses indications, ses inconvénients :

La fluctuation étant manifeste, on était sûr de retirer une certaine quantité de liquide dont l'analyse chimique démontrerait la nature, et de remettre au large des viscères comprimés ou déplacés. La manœuvre était simple, et, faite proprement, n'avait aucun inconvénient appréciable; elle pouvait être curative d'emblée et permettre encore de déterminer exactement le siège anatomique de la tumeur.

La ponction fut donc décidée et pratiquée antiseptiquement.

Peut-on établir une relation de cause à effet entre cette ponction et la pneumonie qui survint à la fin du sixième jour?

Nous le pensons d'autant moins que nous avions, à la même époque, d'autres pneumoniques dans le service; cependant cette coïncidence doit d'autant plus attirer l'attention, que l'on sait par les tableaux dressés par M. E. Besnier que dans un certain nombre de kystes parasitaires de la rate, on a observé cette complication. (*Dict. Enc.*, 3e série, t. II.)

Après examen attentif des faits de l'observation, nous ne pouvons rattacher cette complication, cause de la mort, à la ponction qui avait été faite ; l'autopsie a montré qu'il n'y avait eu aucune lésion péritonéale même circonscrite, et le liquide recueilli dans le kyste pendant l'autopsie avait conservé sa limpidité absolue.

Le caractère du liquide permet d'admettre que la cavité kystique est restée close, et qu'il n'y a eu par suite aucune influence médiate ou immédiate de nature à irriter le poumon.

Nous ne saurions admettre entre ces deux faits qu'une coïncidence, ainsi que nous le disions plus haut, et la seule explication à invoquer serait peut-être que l'évacuation du liquide, en rendant au poumon la liberté qu'il avait perdu depuis longtemps, le mettait en état de réceptivité.

Si nous insistons sur ce point, c'est parce que la ponction nous paraît devoir conserver, dans le traitement des kystes parasitaires de la rate, une place de choix ; c'est à elle qu'il faut peut-être s'adresser tout d'abord, afin de rendre l'intervention chirurgicale ultérieure plus facile et, par suite, moins grave.

A quel procédé, du reste, faudrait-il recourir pour obtenir une cure radicale ?

La rareté de cette affection ne rendra-t-elle pas le chirurgien le plus souvent indécis ?

Pour nous, il nous semble que l'hésitation ne saurait pas être de longue durée ; l'anatomie pathologique du cas que nous avons résumé et de tous ceux qui ont été recueillis, montre l'adhérence intime du kyste au tissu de la rate et l'indépendance habituelle de la face antérieure du sac kystique ; sur les autres faces existent toujours des adhérences variables avec les viscères voisins.

Cette dernière raison fait de la splénotonie une opération trop dangereuse pour être licite, tandis que l'incision de la face antérieure du kyste et son drainage, qui, dans le traitement des kystes du foie, a été couronné de succès très nombreux nous paraît, avec la ponction, le seul procédé rationnel et recommandable.

CONTRE-INDICATIONS

A LA RECHERCHE IMMÉDIATE DES BALLES DE REVOLVER DANS LES BLESSURES GRAVES DE L'OREILLE

L'étude des suicides par coup de feu dans l'oreille n'a pas été, jusqu'ici, spécialement faite.

Disons tout d'abord qu'il est prudent, dans la grande majorité des cas, d'observer le blessé et de s'abstenir de toute intervention opératoire immédiate, parce que les coups de feu dans l'oreille, produits même avec une charge de poudre peu considérable, déterminent souvent une contusion du cerveau, même dans un point diamétralement opposé à la blessure.

La recherche de la balle et son extraction restent donc indiquées, mais les lésions n'étant pas le plus souvent localisées, il n'y a pas lieu, selon nous, de se hâter pour extraire le projectile.

Cette proposition n'a rien d'exagéré, car on sait qu'un choc, moins brutal même que celui d'une arme à feu tirée à bout portant, peut déterminer des accidents de méningo-encéphalite, après une période de six à huit jours de calme.

Dans les coups de feu de l'oreille, le plus sage parti à prendre est l'expectation, sauf dans les cas où le corps étranger peut être facilement reconnu et extrait; s'il faut faire une opération, difficile et grave, on doit attendre, parce que la présence de la balle ne constitue pas une complication sérieuse.

Ce qui menace le blessé, avant même son auto-infection, justiciable des moyens antiseptiques, c'est la contusion cérébrale qui, contemporaine de la blessure, est malheureusement au-dessus des ressources de l'art.

Nous basant sur nos observations cliniques, nous émettons l'opinion que le premier devoir du chirurgien, dans les cas de tentative de suicide par coup de pistolet dans l'oreille, est de ne pas tenter tout d'abord l'extraction du projectile, à moins qu'on ne puisse, en quelque sorte, le *cueillir* sans violence. Nous concédons volontiers le cathétérisme avec le stylet de Nélaton, mais nous n'accordons pas à l'appareil Trouvé une grande valeur pratique.

Le stylet de Nélaton est, pour nous, un explorateur de choix, tandis que l'appareil Trouvé, qui ne marche guère lorsqu'on a besoin de lui, s'agite au contact du moindre fragment métallique et peut faire croire que la balle est dans le rocher, tandis qu'elle est beaucoup plus loin.

Le morcellement habituel des balles dans les blessures de l'oreille échappe à toutes les lois et il ne faut jamais perdre de vue, que le trajet d'une balle de plomb peut être parsemé de fragments qui mettront en émoi, tout minimes qu'ils sont, le mécanisme du trembleur.

Dans les traumatismes de l'oreille par coup de feu, les meilleures indications cliniques sont fournies par l'examen immédiat et par l'observation de ce qui se passe dans les cinq à six jours qui suivent la blessure.

Si la lésion est toute locale, avec une antisepsie rigoureuse on écartera tout danger; mais s'il se manifeste des symptômes de méningo-encéphalite avec ramollissement inflammatoire d'un lobe du cerveau, il n'y aura pas à regretter d'avoir abandonné, sans la chercher, une balle dont la présence était presque une quantité négligeable.

Les considérations qui précèdent nous ont été suggérées par deux observations personnelles, qui ont une grande ressemblance clinique, quoique l'étiologie n'en soit pas la même.

Dans la première observation, communiquée déjà à la Société de médecine de Toulouse, en décembre 1878, et que nous allons résumer très succinctement, il s'agissait d'un artilleur qui étant de garde d'écurie, le 1er novembre 1878, fut trouvé étendu sans connaissance, perdant du sang en abondance par l'oreille droite. Une heure environ après l'accident, il reprenait connaissance ; le second jour, écoulement assez abondant de sérosité par l'oreille droite, qui persiste les jours suivants ; le 6 novembre, la température du blessé s'élève à 39°, et il meurt le soir dans le coma.

L'autopsie fait reconnaître l'étendue de la fracture du rocher, montre les lésions classiques de la méningo-encéphalite avec foyer de ramollissement dans le lobe frontal gauche, dont la pulpe était transformée en bouillie, ainsi que quatre autres foyers plus petits dans le lobe temporal du même côté.

Quoique cette observation n'offre rien de nouveau, elle a cependant une certaine valeur démonstrative dans la question qui nous occupe, car elle montre une fracture du rocher déterminant dans le point diamétralement opposé au point d'application de la force, un ramollissement du lobe frontal du cerveau qui eut passé à la suppuration, si la vie s'était prolongée. Pendant les quatre premiers jours, le malade avait été apyrétique, et démentait le pronostic grave que nous avions été amené à formuler, en constatant l'écoulement du liquide céphalo-rachidien.

Le sujet de la seconde observation est un homme de soixante ans, alcoolique, chiffonnier de profession, qui, le 25 septembre 1881, à Médéah, se donna, dans l'oreille droite, un coup de revolver du calibre de 7 millimètres. Apporté à l'hôpital peu après l'accident, nous trouvons le blessé dans l'état suivant :

Il est sans connaissance, son oreille droite saigne peu abondamment.

Après l'avoir lavée, nous constatons que le coup a été tiré en relevant l'arme et en la dirigeant vers le condyle du maxillaire inférieur qui est fracturé; il nous parut probable, après ce premier examen, que la balle ne s'était pas logée dans le rocher. L'exploration du trajet avec le stylet de Nélaton, qui s'enfonce à 3 centimètres de profondeur environ, ne fait pas rencontrer le projectile, mais indique qu'il a dû aller se perdre du côté du pharynx; ouvrant la bouche du blessé, on sent avec le doigt le corps étranger derrière l'amygdale droite et en éclairant la région on y constate une infiltration de sang.

Dans la soirée, le bessé reprend connaissance, sa respiration est calme, *il n'a pas de paralysie faciale,* et n'accuse qu'une grande gêne dans la déglutition, qui s'explique par la fracture du condyle de la mâchoire et la présence de la balle dans le pharynx. L'ouïe, du côté droit, n'est pas abolie, ce qui permet d'admettre que le rocher est indemne et que le pronostic est, en somme, favorable.

Nous bornant à un traitement antiseptique local, et confiant dans la calme trompeur du blessé, qu'aucun symptôme nouveau ne vient d'abord troubler, nous arrivons, sans intervenir activement, jusqu'au 1er octobre. Ce jour là, la fièvre s'allume; il n'y a ni paralysie ni contractures, mais une violente céphalalgie avec dépression complète du sujet qui reste indifférent à tout. La méningo-encéphalite a commencé, et il s'écoule déjà de l'oreille une assez abondante suppuration.

Le 7, l'état de P... est désespéré, la respiration est stertoreuse, et le 8, il meurt dans le coma.

Dans cette observation, très abrégée, nous avons un tableau fidèle des effets de la contusion cérébrale avec ses conséquences habituelles; après cinq jours de calme, éclatent des symptômes graves sur la valeur desquels il n'y avait pas à se tromper.

L'autopsie, pratiquée vingt-quatre heures après la mort, présenta un certain nombre de particularités intéressantes.

Du côté du temporal, la paroi antérieure du conduit auditif a été fracturée comminutivement, et trois fragments très minces du culot de la balle ont pénétré à travers la paroi postérieure du conduit auditif, jusque dans les cellules mastoïdiennes, à un centimètre environ en arrière du canal de Fallope, ce qui expliquait l'intégrité persistante du nerf facial. Le tympan était rompu, et le rocher était fracturé transversalement à son angle de jonction avec la partie écailleuse du temporal.

L'oreille interne avait été épargnée sans qu'il soit bien aisé de dire pourquoi.

L'apophyse interne du condyle de la mâchoire fracturée formait une sorte de séquestre baignant dans le pus.

Du côté du cerveau et de ses enveloppes nous trouvons : une nappe de pus à la surface des circonvolutions, tandis que l'arachnoïde et la pie-mère forment une membrane épaisse et enflammée; au niveau du lobe frontal gauche existe un foyer d'encéphalite circonscrit, un véritable abcès cérébral ayant la dimension d'une grosse noix.

Les autres détails de l'autopsie étant sans intérêt, nous ne les mentionnerons pas; sauf cependant que le projectile fut retrouvé dans une zone dangereuse en avant de la carotide interne où il aurait été très périlleux d'aller l'extraire peu de temps après la blessure.

Plusieurs enseignements se dégagent de ces deux faits. Le premier, à notre avis, c'est que dans les traumatismes de l'oreille il ne faut pas se hâter de porter un pronostic, car les complications à redouter sont trop nombreuses et n'apparaissent au plus tôt que du cinquième au sixième jour.

Le second, c'est qu'il ne faut intervenir, s'il y a lieu, que secondairement, lorsque l'époque des éventualités à redouter est passée.

La présence des fragments de plomb enkystés en quelque sorte dans les cellules mastoïdiennes aurait pu égarer l'observateur sur le siège du projectile s'il se fut servi uniquement pour sa recherche de l'appareil Trouvé.

Enfin, la déflagration de la poudre et la violence du choc produite par la balle ont dû changer un moment la forme générale de la boîte crânienne et déterminer la contusion du cerveau dans un point diamétralement opposé au traumatisme. La constatation de l'encéphaloméningite dans deux cas presque identiques, nous conduit à admettre qu'il faut toujours penser à cette complication redoutable qui rend inutiles les efforts du chirurgien.

Conclusion. — Dans les fractures du rocher par coup de feu, le pronostic devant être réservé; il n'y a pas lieu d'intervenir sur le champ pour rechercher et extraire les projectiles. On se bornera localement à des pansements antiseptiques; la marche ultérieure des accidents règlera la conduite à suivre.

MÉGALODACTYLIE

CONGÉNITALE DE L'ANNULAIRE DROIT

Le hasard nous a permis d'observer une anomalie congénitale que sa rareté excessive rend intéressante.

Pendant notre séjour à l'hôpital d'Aumale, on nous présenta une jeune indigène, âgée de douze ans environ, pour lui faire l'amputation de l'annulaire droit.

Cette enfant, de petite taille, et normalement conformée, avait, depuis sa naissance, d'après l'affirmation du père, un vice de conformation de l'annulaire.

Cet homme avait plusieurs autres enfants qui n'étaient atteints d'aucun vice de conformation, et dans ses antécédents héréditaires il n'y avait rien de pareil à noter.

La déformation siégeait exclusivement sur l'annulaire dont le volume est le double du doigt correspondant.

La consistance des tissus profonds était, en quelque sorte, lipomateuse; peau saine, blanche, fine comme aux autres doigts; sensibilité intacte tant sur le côté externe que sur le bord cubital.

Le doigt était raide, mais non ankylosé, rejeté en arrière et en dedans, il ne pouvait prendre part à aucun mouvement de flexion; sa présence produisait une gêne considérable dans les fonctions de la main.

Pas de déformation du médius droit qui avait subi une sorte de torsion sur son axe, en sorte que sa face palmaire regardait légèrement en dehors.

Sur le dos de la main rien à noter; mais dans la paume de la main, au-dessous du pli digito-palmaire, existe un coussinet graisseux très développé, surtout au niveau de la base de l'annulaire.

La désarticulation du doigt, réclamée par les parents, paraissant de nature à pouvoir faciliter les fonctions de la main, fut pratiquée et la malade sortit de l'hôpital un mois plus tard,

Outre la désarticulation, nous fîmes la dissection du coussinet graisseux occupant la paume de la main; ce fut le seul temps un peu sérieux de cette opération.

Ce qui intéresse le plus dans cette observation est l'état anatomique des parties. La peau normale était doublée de tissu cellulo-graisseux très dense et extrêmement abondant; vaisseaux collatéraux normaux, ainsi que les nerfs; périoste et os sains; articulations raidies par défaut d'usage seulement; tendons fléchisseurs très grêles, mais histologiquement normaux comme les autres tissus.

En résumé, on peut dire qu'il y avait là simple hypertropie graisseuse, déformant le doigt et entravant sa fonction. Cette anomalie, qui a été constatée sinon dès la naissance, au moins peu après, ne paraît pas héréditaire dans cette famille.

Il aurait été intéressant de suivre cette enfant et de savoir si son affection avait été guérie définitivement; nos recherches pour la retrouver n'ont pu aboutir, ce qui est fâcheux pour l'histoire clinique de cette affection.

Nous ne pouvons faire aucune hypotèse sur la pathogénie de cette lésion ; l'intégrité constatée des vaisseaux artériels et veineux empêche de leur attribuer une part quelconque dans l'évolution de cette hypertrophie graisseuse.

BIBLIOTHÈQUE NATIONALE R.F. IMPRIMÉS

Paris. — Charles UNSINGER, imprimeur, 83, rue du Bac.

316

CH. UNSINGER
AGE QUOD AGIS

www.ingramcontent.com/pod-product-compliance
Lightning Source LLC
LaVergne TN
LVHW021525140926
848035LV00047B/1209

* 9 7 8 2 0 1 9 6 4 8 5 3 4 *